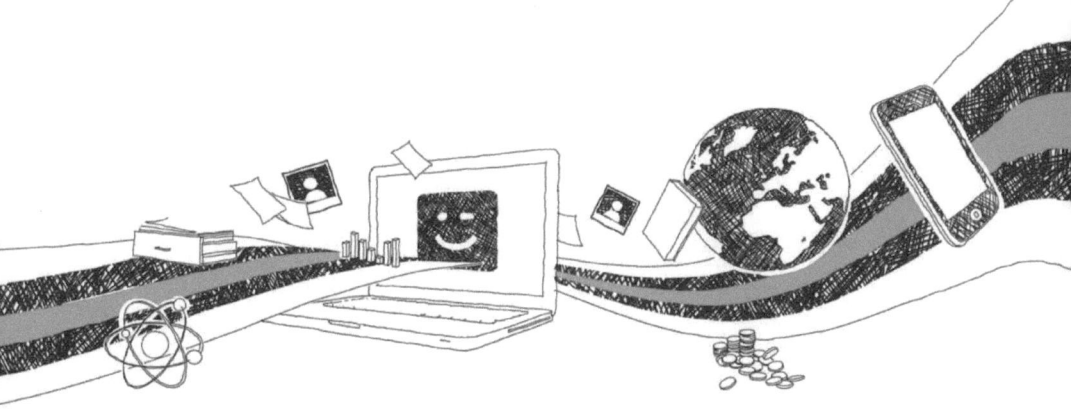
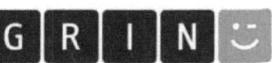

Baris Kabuk

MRSA bei Mukoviszidose

Eine klinische Studie

GRIN Verlag

Bibliografische Information der Deutschen Nationalbibliothek:

Die Deutsche Bibliothek verzeichnet diese Publikation in der Deutschen National-
bibliografie; detaillierte bibliografische Daten sind im Internet über http://dnb.d-
nb.de/ abrufbar.

Impressum:

Copyright © 2010 GRIN Verlag GmbH
Druck und Bindung: Books on Demand GmbH, Norderstedt Germany
ISBN: 978-3-656-82461-9

Dieses Buch bei GRIN:

http://www.grin.com/de/e-book/282948/mrsa-bei-mukoviszidose

GRIN - Your knowledge has value

Der GRIN Verlag publiziert seit 1998 wissenschaftliche Arbeiten von Studenten, Hochschullehrern und anderen Akademikern als eBook und gedrucktes Buch. Die Verlagswebsite www.grin.com ist die ideale Plattform zur Veröffentlichung von Hausarbeiten, Abschlussarbeiten, wissenschaftlichen Aufsätzen, Dissertationen und Fachbüchern.

Besuchen Sie uns im Internet:

http://www.grin.com/

http://www.facebook.com/grincom

http://www.twitter.com/grin_com

Aus der Klinik für Pädiatrie m.s. Pneumologie und Immunologie der Medizinischen

Fakultät der Charité – Universitätsmedizin Berlin

Hausarbeit

Untersuchung zur Prävalenz einer Besiedlung mit Multiresistenten Staphylokokken (MRSA) bei den Mukoviszidosepatienten des Christiane Herzog Zentrums der Charité

vorgelegt der Medizinischen Fakultät der Charité – Universitätsmedizin Berlin

von

Barış Kabuk

WiSe 2010/2011

Inhaltsverzeichnis

Kurzzusammenfassung (Abstract)

Hintergrund: Der Methicillin-resistente Staphylococcus aureus (MRSA) stellt ein immer größer werdendes Problem für Patienten mit Cystischer Fibrose (Mukoviszidose) dar. Welchen Einfluss die MRSA auf CF-Patienten hat, ist bis auf wenige Studien noch nicht vollständig verstanden, genauso wenig ist eine evidenzbasierte Therapie zur MRSA-Eradikation bekannt. Das US- amerikanischen Ärzteblatt „The Journal of the American Medical Association (JAMA)" publizierte aktuell eine Studie, aus der hervorgeht, dass eine MRSA-Infektion bei CF mit einem 1.3 größeren Mortalitätsrisiko einhergeht (JAMA 2010). Es handelte sich dabei um eine Kohorten-Studie, welche 19 833 CF-Patienten im Alter von 6 bis 45 Jahren untersuchte.

Zielsetzung: In dieser Arbeit sollte die Prävalenz einer MRSA-Besiedlung bei den CF-Patienten des Christiane Herzog-Zentrums der Charité bestimmt werden. Außerdem sollte ein Überblick über die Behandlungsstrategien und deren Eradikationserfolg verschafft werden. Dies sollte ggf. eine Grundlage für die Entwicklung klarer Behandlungsstrategien werden.

Methodik: Es handelt sich hierbei um eine klinische Studie, wobei 11 Patienten eingeschlossen wurden. Die Patienten wurden mittels computergestützten Suchsystems nach bestimmten Gesichtspunkten (ausschließlich CF-Patienten mit MRSA-Infektion) ausgesucht und in die Studie aufgenommen. Hinterher erfolgte die Datenrecherche in den Patientenakten.

Ergebnisse: Die Studienergebnisse bestätigen den bisherigen Standpunkt, dass eine evidenzbasierte Therapie derzeit nicht besteht. Aus den angewandten Therapiemethoden ließen sich nämlich keine klaren Behandlungsstrategien ableiten. Die MRSA-Prävalenz (Punktprävalenz) des Christiane Herzog-Zentrums der Charité beträgt ca. 4 % ($p = 0,0394$). 36 % der Studienpopulation (4 Patienten) konnten erfolgreich eradiziert werden versus 64 % mit persistierender MRSA. Die Mehrzahl war zudem bereits vor der MRSA-Besiedlung mit S. aureus infiziert und ist außerdem chronisch mit Pseudomonas aeruginosa besiedelt.

Schlussfolgerungen: Die Ergebnisse bestätigen z.T. den bisherigen Forschungsstand und bieten ebenfalls einen Anreiz für neue Forschungen evtl. in puncto Prädisposition für MRSA. Weiterhin bleiben präventive und strikte hygienische Maßnahmen als auch Isolierungen infizierter Patienten die geeignetsten Mittel die Keiminfektion zu kontrollieren und einzudämmen.

1. Einleitung

1.1 Multi-resistenter Staphylococcus aureus (MRSA)

Bei der MRSA handelt es sich um Staphylococcus aureus-Stämme, welche multiresistent gegenüber zahlreiche, derzeit verfügbare Antibiotika sind, darunter vor allem die Klasse der β-Lactam-Antibiotika (z. B. Penicillin). Die Resistenzen sind aber auch gegen andere Antibiotikaklassen gerichtet, wie z.b. gegen Chinolone, Tetracycline, Aminoglykoside, Erythromycin und Sulfonamide. Staphylokokken sind kugelförmige, fakultativ anaerobe, Gram-positive Bakterien, welche unbeweglich sind und keine Sporen bilden . Neben einer ausgeprägten Umweltresistenz, erstrecken sich die Überlebenszeiten über mehrere Monate. Als eine von den verschiedenen Spezies der Gattung besitzt Staphylococcus aureus aufgrund zahlreicher Virulenzfaktoren die ausgeprägteste pathogenetische Potenz. Die Fähigkeit β-Lactamasen und veränderte Penicillinbindendeproteine zu bilden, verleiht diesen Bakterien potentiell Resistenzen gegenüber Penicillinen sowie anderen β-Lactamen (Kreuzresistenzen). Als nosokomiale Infektion sind vor allem hospitalisierte Patienten von der MRSA betroffen. Vergleichsweise geringer betroffen sind ebenfalls Bewohner von Alten- und Pflegeheimen (Witte 2004).

1.2 Multiresistente Staphylokokken (MRSA) bei Mukoviszidose

Die chronische Besiedlung mit Bakterien in den Bronchien stellt eines der schwerwiegenden Gesundheitsprobleme bei Mukoviszidose dar.

Vor allem die Staphylokokkeninfektion bei Mukoviszidose hat immer mehr an Bedeutung gewonnen, zumal der Staphylococcus aureus neben Pseudomonas aeruginosa und Hämophilus influenza zu den häufigsten Bakterien bei Mukoviszidose zählt. In den vergangenen Jahren wird zudem oft über Staphylokokken berichtet, die gegen viele Antibiotika Resistenzen entwickelt haben. Hierbei handelt es sich um MRSA, den multiresistenten bzw. Methicillin-resistenten Staphylococcus aureus. Dieses stellt ein großes Problem bei der adäquaten Therapie von Patienten dar.

20 % aller im Labor getesteten Staphylokokken sind in vielen Ländern schon multiresistent. Zwischen 4% und 13% der mikrobiologischen Proben bei Mukoviszidose weisen in Deutschland je nach CF-Ambulanz auf eine MRSA-Infektion hin (Eichler 2006). Die Hände der Patienten und des Personals sowie kontaminierte Gegenstände sind Hauptübertragungswege der Infektion. Daher erweisen sich strenge Maßnahmen zur Hygiene und Isolation als wichtige Voraussetzungen zur Eindämmung der Infektionsausbreitung.

Die Auswirkung der MRSA auf den Krankheitsverlauf bei Mukoviszidosepatienten war und ist derzeit noch nicht vollständig verstanden. „Angesichts der Schwierigkeiten bei der Behandlung und den Problemen, die mit der Isolation besiedelter Patienten verbunden sind, sollte man das Bakterium aber unbedingt bekämpfen" (Eichler 2006).

Um das Risiko einer Ausbreitung zu unterbinden und rechtzeitig Isolations- und Therapiemaßnahmen einzuleiten, werden regelmäßige Sputum- und Rachenabstriche ins mikrobiologische Labor verschickt. Ebenfalls untersucht werden Abstriche des Perineum, der Nase, der Axillar- und der Leistenregion. Liegt neben der Infektion des Respirationstraktes eine MRSA-Infektion der Haut vor, sind zudem weitere Schutzmaßnahmen indiziert. Zu den Schutz- bzw. Hygienemaßnahmen zählt neben dem Tragen von Handschuhen, Schutzkitteln und Mundschutz auch die regelmäßige Händedesinfektion. Mit konsequenten Hygienemaßnahmen und Therapien konnte schon in einer CF-Ambulanz die Besiedlungsrate von 6 % im Jahre 2002 auf 2 % in 2005 gesenkt werden (Eichler 2006).

Neue Versuche zur Eradikation der Mikroorganismen waren bisher mit mäßigem Erfolg (Conway, Denton, Nadesalingam 2005). Als gegenwärtige Antibiose zur Eradikationstherapie der Mikroorganismen eignen sich einige Antibiotika, wie z.B. das Reserveantibiotikum Vancomycin. Neue Erkenntnisse in puncto Risikofaktoren für eine MRSA-Infektion bei CF würde die Entwicklung präventiver Maßnahmen verbessern.

1.3 Aktuelle Studien über MRSA bei Mukoviszidose

Obwohl der Einfluss von MRSA bei Mukoviszidosepatienten nicht vollständig verstanden worden ist, weiß man trotzdem, dass sich Antibiotika-Resistenzen bei der Behandlung solcher Patienten als sehr kompliziert erweisen. Im US- amerikanischen Ärzteblatt „The Journal of the American Medical Association (JAMA)" gab es aktuell die Publikation einer Studie, die hervorhob, dass ein Nachweis mit MRSA mit einer um mehrere Jahre verminderten Lebenserwartung einhergeht (JAMA 2010). Es handelte sich hierbei um eine Kohorten-Studie, welche 19 833 CF-Patienten im Alter von 6 bis 45 Jahren untersuchte. Die Patienten wurden zwischen Januar 1996 und Dezember 2006 in die Studie aufgenommen und bis Dezember 2008 beobachtet. Die meisten US-amerikanischen Patienten werden von der „Cystic Fibrosis Foundation Patient Registry" erfasst. Diese erfasste seit 1996 ebenfalls Daten zu MRSA (in den Atemwegen), wobei bis 2006 MRSA bei jedem dritten Patienten nachgewiesen werden konnte (aerzteblatt.de 2010). Dr. Elliot C. Dasenbrook, Leiter der Studie und Assistenzprofessor für Pädiatrie an der Case Western University School of Medicine, konnte mit den Daten aus der Studie verdeutlichen, dass ein MRSA-Nachweis bei CF die Mortalitätsrate von 18,3 auf 27,7 Todesfälle auf 1000 Patienten-Jahre steigert bzw. CF-Patienten mit MRSA ein 1.3 größeres Mortalitätsrisiko aufweisen als CF-Patienten ohne MRSA-

Infektion. 2 537 CF-Patienten starben und 5 759 Patienten waren mit MRSA infiziert. Die mediane Überlebensrate sank von 36,9 auf 30, 7 Jahre. Dasenbrooks´ Berechnungen zufolge besteht ein 27 % (95%-Konfidenzintervall 11 bis 45 %) erhöhtes Sterberisiko, das allein auf MRSA zurückgeht (aerzteblatt.de 2010). Die rechtzeitige Diagnose mittels regelmäßiger Screenings sowie die adäquate Therapie würden den Krankheitsverlauf positiv beeinflussen, so Dasenbrook. Kontraproduktiv wären allerdings zu frühe Therapien, die neue Resistenzen induzieren und damit spätere Optionen verbauen könnten (aerzteblatt.de 2010). Eine andere, retrospektive Fall-Kontrollstudie der Universität von Leeds (UK) untersuchte Risikofaktoren von 15 MRSA-Patienten mit CF und 30 gleichaltrigen Patienten ohne MRSA. Die Studie ergab, dass MRSA-positive CF-Patienten längeren Klinikaufenthalt aufwiesen (19.8 Tage versus 5.5 Tage, p=0.0003), mehr Behandlungstage mit oralem Ciprofloxacin (42.5 Tage versus 15.4 Tage, p=0,04) hatten und außerdem häufiger mit Aspergillus fumigatus chronisch infiziert waren (40% versus 10%, p=0.04) im Vergleich zur gleichaltrigen MRSA-negativen Kontrollgruppe. Dieser Studie zufolge wäre die Minimierung bzw. Reduzierung der Länge des Klinikaufenthalts und die regelrechte Gabe von Antibiotika, speziell Ciprofloxacin, die geeignetste Strategie, um das Risiko einer MRSA-Infektion bei Patienten mit CF zu reduzieren (Nadesalingam, Conway, Denton 2005).

Es gibt wenige Daten bzw. Studien bezüglich der bakteriellen Kontamination von CF-Kliniken. Dieses Thema ist jedoch von großer Relevanz, da unerkannte Infektionsherde oder ein niedriger Hygienestatus in CF-Kliniken eine gefährliche Plattform für MRSA-Infektionen darstellen können. Daher befasste sich eine US-amerikanische Studie mit dieser Thematik und untersuchte im Rahmen einer Vorher-Nachher Studie Polikliniken an 7 CF-Zentren bezüglich ihrer Umgebungskontamination mit Pathogenen des Respirationstrakts während des Klinikaufenthalts (Teil 1) und der Effektivität von Händedesinfektionsmitteln bei CF-Patienten (Teil 2). Die Studie erfasste CF-Patienten mit positiver Pseudomonas, Staphylococcus, Stenotrophomonas oder Burkholderia spec. Infektion. Die Kontaminationsrate der Umgebung betrug 13. 6 %. Pseudomonas und S. aureus, Methicillin-resistente inbegriffen, waren auf Patientenhänden kultiviert (7%), in der untersuchten Raumluft (8%) und auf der Umgebungsoberfläche (1%) (Zuckerman et al. 2009). Diese Studie verdeutlicht nochmals die Eindringlichkeit der Hygie- und Schutzmaßnahmen, da eine kontaminierte Umgebung und MRSA-positive CF-Patienten eine Infektionsausbreitung bedingen können.

1.4 Zielsetzung der Arbeit

In dieser Arbeit wird die Prävalenz einer Besiedlung mit Multi-resistenten Staphylokokken (MRSA) bei den Mukoviszidosepatienten des Christiane Herzog-Zentrums der Charité untersucht. Es wird ein Überblick über die Behandlungsstrategien und deren Eradikationserfolg verschafft. Auf die Parameter der Patienten, wie den FEV1%-Wert (forciertes expiratorisches Volumen in einer Sekunde in Prozent), auf die Geschlechterverteilung der MRSA-Infektion, auf die Gemeinsamkeiten und Unterschiede in der Vorgeschichte der Patienten bezüglich einer Erstinfektion mit Staphylococcus aureus und einer Nebeninfektion mit Pseudomonas aeruginosa wird ebenfalls verwiesen. Außerdem wird gezeigt, ob der 1. Nachweis der MRSA-Infektion ambulant oder stationär war, sodass man damit ggf. klären kann, ob die Infektion stationär oder ambulant erworben wurde. Der Verweis auf das Untersuchungsmaterial macht außerdem deutlich, ob neben einer MRSA-Infektion der Atemwege, eine Infektion der Haut vorliegt und damit weitere Schutzmaßnahmen des Personals erfordert.

2. Methoden und Material

2.1 Art der Studie / Auswahl der Studienteilnehmer

Es handelt sich hierbei um eine klinische Studie, wobei die Studienteilnehmer nach bestimmten Gesichtspunkten bzw. Einschluss- und Ausschlusskriterien ausgesucht wurden. Bei den Studienteilnehmern handelt es sich um Patienten des Christiane Herzog-Zentrums der Charité bzw. des Behandlungszentrums für Kinder und Erwachsene mit Mukoviszidose (Cystische Fibrose = CF) in der Klinik für Pädiatrie m.s. Pneumologie und Immunologie. Die medizinische Dokumentationsassistentin der Station konnte zunächst eine Patientenliste erstellen, wobei die Patienten nach bestimmten Einschlusskriterien anhand eines computergestützten Suchsystems ausselektiert wurden. Bei den Kriterien handelte es sich ausschließlich um CF-Patienten mit einer MRSA-Infektion. Hierbei wurden auch solche erfasst, die bereits verstorben sind, inzwischen keine MRSA mehr aufweisen oder in eine andere Klinik verlegt wurden. Ein weiteres Kriterium war auch eine chronische Pseudomonas aeruginosa-Besiedlung. Das Geburtsdatum, das Geschlecht, der FEV1%-Wert sowie Vor- und Nachname der Patienten sollten ebenfalls ausgegeben werden. Nach Rücksprache wurden verstorbene und verlegte Patienten aus der Studie ausgeschlossen. Damit reduzierte sich sich Patientenanzahl auf 11 Patienten. Diese wurden schließlich in die Studie aufgenommen.

2.2 Auswertungsverfahren

Nachdem die Patientenliste angefertigt wurde, erfolgte die Auswertung der Patientenakten nach bestimmten Gesichtspunkten. Die mikrobiologischen Befunde sowie die Ärztebriefe konnten darüber Auskunft geben, ob der 1. Nachweis der MRSA ambulanten oder stationären Ursprungs war. Die mikrobiologischen Befunde gaben auch darüber Auskunft, welche Untersuchungsmaterialien bzw. -proben ins mikrobiologische Labor eingeschickt wurden, ob neben einer MRSA-Infektion der Atemwege auch eine der Haut vorliegt, ob eine weitere Keimbesiedlung persistiert, wie z.B. mit Pseudomonas aeruginosa, und ob MRSA aktuell wieder nachgewiesen werden konnte. Außerdem konnte entnommen werden, ob vor einer MRSA-Infektion bereits eine Besiedlung mit Staphylococcus aureus vorherrschte. Die Behandlungslisten konnten einen Überblick über die Eradikationstherapien verschaffen. Zudem konnte man den Listen entnehmen, ob die verabreichten Antibiotika per os, inhalativ oder oberflächlich verabreicht wurden. Der zeitliche Verlauf der Antibiotikagabe konnte vermitteln, ob es sich um Dauertherapien handelte. Die Lungenfunktionstest-Befunde enthielten Angaben zu den Lungenparametern, wie den FEV1-Wert in Prozent, und konnten damit den Lungenstatus kennzeichnen. Aus den erfassten Daten konnte anschließend eine Datenbank erstellt werden.

2.3 Auswahl der Quellen

Als Informationsquellen für MRSA bei Mukoviszidose und den Forschungsstand bzw. die bisherigen Studien diente das Suchportal Google und die medizinische Datenbank PubMed (http://www.ncbi.nlm.nih.gov/pubmed), eine englischsprachige textbasierte Meta-Datenbank mit medizinischen Artikeln bezogen auf den gesamten Bereich der Biomedizin der nationalen medizinischen Bibliothek der Vereinigten Staaten. Am 02.9.2010 wurden im Suchportal Google die Begriffe ``MRSA`` und ``Mukoviszidose`` eingegeben. Dabei konnten 41 300 Beiträge erfasst werden. Um das Suchergebnis einzuschränken, wurde noch der Suchbegriff ``Studie`` hinzugefügt. Somit reduzierte sich das Suchergebnis auf 3 330 Beiträge. Nun erfolgte die Auswahl der Beiträge, wobei 6 passende Beiträge gefunden werden konnten. Anschließend erfolgte die Recherche bei PubMed. Hierbei wurden zielgerichtet 2 empfohlene Titel (``Bacterial contamination of cystic fibrosis clinics`` und ``Risk factors for acquisition of methicillin-resistant Staphylococcus aureus (MRSA) by patients with cystic fibrosis``) aus der vorgegebenen Literaturangabe eingegeben. Bei der Eingabe des Titels ``Bacterial contamination of cystic fibrosis clinics`` wurden 2 Artikel und bei ``Risk factors for acquisition of methicillin-resistant Staphylococcus aureus (MRSA) by patients with cystic fibrosis`` 5 Artikel ausgegeben. Zur Charakterisierung bzw. Beschreibung des S. aureus und MRSA wurden 3 Bücher mit mikrobiologischem Kontext aus der Charité-Bibliothek des CVK ausgewählt (siehe Literaturverzeichnis → Buchartikel).

3. Ergebnisse

3.1 MRSA bei CF - Datenbank

Datenbank (Tabelle 1)

Patient-Nr.	Geb. Datum	Alter	Geschlecht	FEV1%	Pseudomonas aeruginosa
1	22.02.91	19	M	57,29	positiv
2	14.02.04	6	W	x	negativ
3	25.09.03	7	W	72,48	negativ
4	19.05.74	36	W	59,83	positiv
5	15.11.04	6	M	87,55	positiv
6	02.06.67	43	W	44,4	positiv
7	08.09.05	5	W	98,91	negativ
8	14.07.04	6	W	83	positiv
9	10.04.71	39	W	42,54	positiv
10	24.06.86	24	W	52,12	positiv
11	02.11.69	41	M	48,51	positiv
Mittelwerte=		21,09		64,66	

Patient-Nr.	S. aureus-Besiedlung vorher	1. Nachweis der MRSA: ambul./stat. + Jahr (Alter)
1	positiv	2004 (13), ambulant
2	positiv	04/2004 (2 Mon.), ambulant
3	positiv	11/2006 (3), ambulant
4	positiv	06/2004 (30), ambulant
5	positiv	01.04.2006 (1)
6	positiv	10/2009 (42), ambulant
7	negativ	07/2006 (10 Mon.), ambulant
8	positiv	03/2009 (4), ambulant
9	positiv	1999 (28), stationär
10	positiv	2002 (16) , ambulant
11	positiv	2005 (36), stationär
	Mittelwert (Alter) =	15,74

Patient-Nr.	Nachweisprobe	Eradikationstherapie
1	Sputum	Zithromax, Tobi (inhalativ), Turixin, Vancomycin (i.v.)
2	Rachenabstrich	Turixin
3	Sputum, Nasenabstrich, Rachenabstrich	Keimax, Cotrim Forte, Turixin, Tobi (inhltv.), Cefuhexal, Klacid, Rifa
4	Sputum, Rachenabstrich, Leistenabstrich, Perineumabstrich, Nasenabstrich	Zithromax, Avalox, Colistin (inhltv.), Tobi (inhltv.), Rifa, Doxycyclin, Cotrim Forte
5	Sputum	Ciprobay, Tobi (inhltv.), Turixin, Cefpodoxim Hexal
6	Sputum	Zithromax, Cotrim Forte
7	Rachenabstrich	Elobact, Klacid, Cefuhexal, Eremfat, Turixin
8	Rachenabstrich	Zithromax, Elobact, Ciprobay, Colistin (inhltv.), Eremfat
9	Sputum	Turixin, Sobelin, Colistin (inhltv.), Tobi (inhltv.), Zithromax, Ciprobay, Orelox, Minocyclin
10	Sputum, Nasenabstrich, Perineumabstrich	Zithromax, Colistin (inhltv.), Tobi (inhltv.), Cotrim Forte, Tavanic, Vancomycin (inhltv.), Doxycyclin

3.2 Baseline - Charakteristika der Patienten

Von 11 eingeschlossenen Patienten waren 8 (73%) weiblich (durchschnittliches Alter 20,75 Jahre) und 3 (27%) männlich (durchschnittliches Alter 22 Jahre). Der Datenbank kann außerdem entnommen werden, dass 73% der Patienten eine Nebeninfektion mit Pseudomonas aeruginosa haben (Abbildung 2).

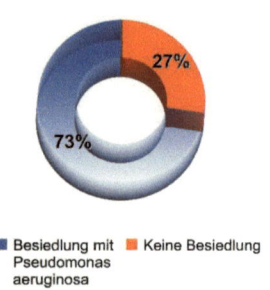

■ Besiedlung mit   ■ Keine Besiedlung
  Pseudomonas
  aeruginosa

Chronische Besiedlung mit Pseudomonas aeruginosa (Abbildung 2)

90,9 % der Patienten hatten bereits vor dem Nachweis einer MRSA-Infektion bereits eine Besiedlung mit Staphylococcus aureus. Nur ein Patient (Patient-Nr. 7, siehe Tabelle 1) hatte vor dem 1. Nachweis einer MRSA keine Infektion mit S. aureus (Abbildung 3). Daher könnte man hypothetisch davon ausgehen, dass eine vorherige Infektion mit S. aureus die CF-Patienten für eine MRSA-Infektion prädisponiert, wobei sich nach und nach Resistenzen entwickelt haben könnten.

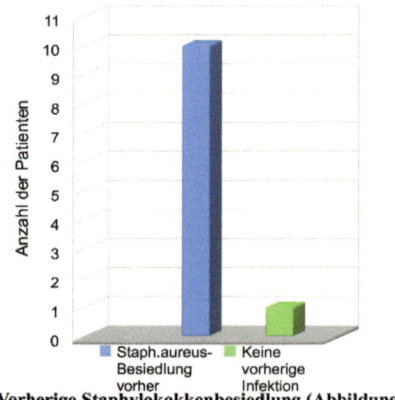

Vorherige Staphylokokkenbesiedlung (Abbildung 3)

Die Gesamtzahl der Patienten des Christiane Herzog-Zentrums der Charité liegt bei 279, davon sind 94 Kinder < 18J und 175 Erwachsene. Bei 11 Studienpatienten liegt damit die Punktprävalenz bezüglich MRSA-Besiedlung bei ca. 4% ($p = 0,0394$). Regional gibt es große Unterschiede in der MRSA-Prävalenz bei CF-Patienten: in Deutschland 4 – 13 %; in den USA bis 30 % (FOCUS PATIENT 2010). Damit liegt der Prävalenz-Wert dieser Arbeit im bundesweiten Vergleich an der unteren Grenze. Bei 82 % war der 1. Nachweis der MRSA-Infektion ambulant. Nur bei 18 % konnte MRSA zuerst stationär nachgewiesen werden. Daher rückt die Annahme näher, dass es sich bei der MRSA-Infektion nicht wie bisher angenommen um eine nosokomiale Infektion handelt, sondern um eine ambulant erworbene. Das Durchschnittsalter beim 1. MRSA-Nachweis beträgt 15,74 Jahre. Bei Patient Nr. 5 (siehe Tab.1) konnte keine Herkunft des MRSA-Nachweises ermittelt werden. Als Nachweisproben eigneten sich neben dem Sputum Rachen-, Nasen-, Leisten- und Perineumabstriche (Tab.1). Über Leisten- bzw. Perineumabstriche kann ggf. diagnostiziert werden, ob neben einer Infektion der Atemwege auch eine der Haut vorliegt. Als häufigste Nachweisprobe erwies sich der Sputum (bei 8 Patienten, Tab.1), gefolgt vom Rachenabstrich (bei 5 Patienten, Tab.1). Bei drei Patienten wurden Nasenabstriche verwendet (Tab.1). Lediglich zwei Patienten (Patient-Nr. 4 und 10, siehe Tab.1) deuteten mit einer zusätzlichen positiven Probe der Leiste und/oder des Perineum auf eine MRSA-Infektion der Haut hin. In solchen Fällen sind zusätzliche Schutz- bzw. Hygienemaßnahmen seitens des Personals und der Familienmitglieder indiziert. Die Lungenfunktionstests sind altersabhängig, sodass bei Patient Nr. 2 (Tab.1) kein Lungenparameter-Wert vorliegt. Charakteristisch für CF-Patienten sind obstruktive Ventilationsstörungen mit einer Erhöhung des Strömungswiderstands, was mit Hilfe des sog. ``Tiffeneau-Tests`` diagnostiziert werden kann. Hierbei atmet der Patient in ein Spirometer und nach maximaler Einatmung (Inspiration) erfolgt die Ausatmung (Exspiration) so schnell und so tief wie möglich. Mittels Spirogramm wird berechnet, welchen Volumenanteil der Vitalkapazität der Patient innerhalb einer Sekunde ausatmen kann. Das ermittelte Volumen wird als exspiratorische Einsekundenkapazität oder forciertes exspiratorisches Volumen (FEV1) bezeichnet und sollte beim gesunden Menschen mindestens 70 % der forcierten Vitalkapazität (FVK) betragen (lungenhochdruck.ch 2003). Die Sollwerte variieren jedoch nach Geschlecht, Alter und Körpergrösse. Drei der vier eradizierten Patienten (Patient-Nr. 5, 6 und 7) haben einen FEV1%-Wert über 70 % und kennzeichnen damit einen besseren Lungenstatus im Vergleich zur Mehrzahl der restlichen Studienpatienten (siehe Tab. 1). Somit scheint die MRSA-Infektion den Lungenstatus der CF-Patienten zusätzlich negativ zu beeinflussen, die ohnehin unter Ventilationsstörungen leiden.

3.3 Die Eradikationstherapien und deren Erfolg

Die Eradikationstherapie war bei insgesamt vier Patienten (**Patient-Nr. 2, 5, 6 und 7, siehe Tab.1**) erfolgreich. Bei den restlichen Patienten konnte eine persistierende MRSA, den mikrobiologischen Befunden zufolge, weiterhin festgestellt werden. Damit liegt der Eradikationserfolg bei lediglich **36 %** versus **64 %** mir persistierender MRSA.

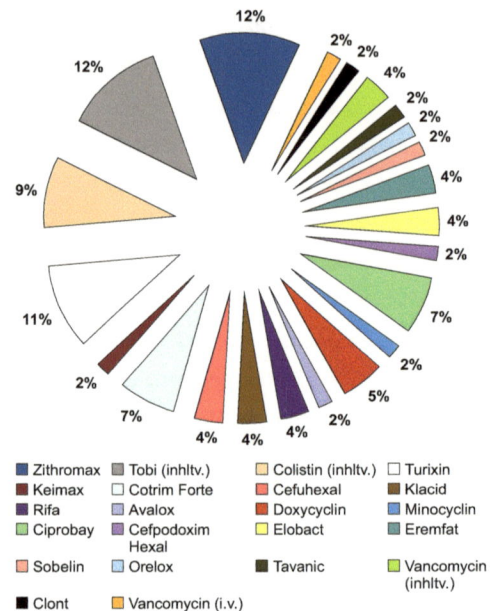

Eradikationstherapie (Abbildung 4)

Bei der Eradikationstherapie (Tab. 1) wurden die Antibiotika per os und/oder inhalativ (Tobi, Colistin und Vancomycin) bzw. oberflächlich (Turixin-Nasensalbe) verabreicht. Groß vertreten sind vor allem Antibiotika aus der Gruppe der Cephalosporine (Keimax, Cefpodoxim Hexal, Orelox, Cefuhexal, Elobact →siehe Abbildung 4). Daneben wurden noch Antibiotika aus der Gruppe der Flourchinolone (Ciprobay, Avalox, Tavanic), Makrolide (Zithromax, Clacid), Ansamycine (Rifa, Eremfat), Tetracycline (Doxycyclin, Minocyclin), Lincosamide (Sobelin), Glykopeptide (Vancomycin), Nitroimidazole (Clont), Aminoglykoside (Tobi), Polypeptide (Colistin) und Kombinationspräparate wie Cotrim forte (Cotrimoxazol, Kombi-Präparat aus Sulfamethoxazol (Sulfonamid) und Trimethoprim) verabreicht (Abb. 4). Zithromax, Tobi und Colistin wurden überwiegend als Dauertherapieantibiotika eingesetzt, sind jedoch bei der Eradikation der Nebeninfektion mit Pseudomonas aeruginosa indiziert. Führend bei der Antibiose waren Zithromax und Tobi mit jeweils 12 % (Abb. 5), jedoch wie erwähnt bei der Pseudomonas aeruginosa-Eradikation. Ebenfalls stark vertreten sind Turixin-Salbe (11%), Colistin (9%), Cotrim forte (7%) und Ciprobay (7%) (Abb.5). Entgegen der Annahme, dass das Reserveantibiotikum Vancomycin und Rifampicin Mittel der ersten Wahl bei MRSA sind (Suttorp, Mielke , Kiehl , Stück 2004), vor allem der neuen SOP (Standard Operating Procedure) zur Eradikationstherapie bei MRSA-Besiedlung zufolge, waren diese innerhalb der Eradikationstherapie der Studienpatienten sehr gering vertreten (Vancomycin i.v. 2 %, Vancomycin inhltv. und Rifampicin mit jeweils 4 %, siehe Abb.5). Vancomycin wurde ausschließlich bei drei Patienten eingesetzt (Patient-Nr. 1, 10 und 11, siehe Tab.1). Patient Nr. 2 wurde mit Turixin-Nasensalbe erfolgreich eradiziert. Bei Patient Nr. 5 war die Eradikation mit Ciprobay, Tobi (inhltv.), Turixin und Cefpodoxim Hexal erfolgreich. Zithromax und Cotrim forte verhalfen Patienten Nr. 6 zur erfolgreichen Eradikation. Schließlich konnte die MRSA bei Patienten Nr. 7 mit Elobact, Klacid, Cefuhexal, Eremfat und ebenfalls mit Turixin eradiziert werden. Bei den drei der vier erfolgreich eradizierten Patienten (Patient-Nr. 2, 5 und 7) wurde Turixin-Nasensalbe mit dem Wirkstoff Mupirocin als oberflächlich wirkendes Antibiotikum eingesetzt. Ebenfalls wurden Antibiotika aus der Gruppe der Cephalosporine (Elobact, Cefpodoxim Hexal, Cefuhexal) bei zwei eradizierten Patienten (Patient-Nr. 5 und 7) angewandt. Die nächst häufigste Antibiotikagruppe sind Makrolide (Zithromax, Clacid), die ebenfalls zwei eradizierten Patienten (Patient-Nr. 6 und 7) verabreicht wurden. Andere Antibiotika wie Ansamycine (Eremfat), Aminoglykoside (Tobi), Flourchinolone (Ciprobay) und das Kombi-Präparat Cotrim forte wurden wie beschrieben gering bei den MRSA-geheilten Patienten appliziert. Auffällig ist, dass die perorale Applikationsform (Ciprobay, Cefpodoxim Hexal, Cefuhexal, Zithromax, Cotrim forte, Elobact, Klacid, Eremfat) überwiegt, gefolgt von der inhalativen (Tobi, Colistin) und schließlich der nasalen bzw. oberflächlich wirkenden (Turixin-Nasensalbe) Applikationsform bei den genannten Patienten. Eine weitere Gemeinsamkeit bei den erfolgreich eradizierten Patienten ist das Alter. Drei der vier erfolgreich eradizierten Patienten (Patient-Nr. 2, 5 und 7) waren beim 1. MRSA-Nachweis und Therapiebeginn im Säuglingsalter. Somit liegt die Hypothese nahe, dass jüngere Patienten bessere Erfolgsaussichten bezüglich der MRSA-Eradikation aufweisen. Drei der eradizierten Patienten sind weiblich (Patient-Nr. 2, 6 und 7) und einer männlich (Patient-Nr. 5). Bis auf Patient-Nr. 7 waren alle der genannten Patienten zuvor mit S. aureus bereits infiziert. Festzustellen ist auch, dass 50 % der eradizierten Patienten (Patient-Nr. 2 und 7) zu den 27 % (Abb. 2), bezogen auf alle 11 Patienten, gehören, die keine Nebeninfektion mit Pseudomonas aeruginosa haben.

4. Diskussion

4.1 Zusammenfassung der Hauptergebnisse

Insgesamt kann festgestellt werden, dass die Eradikation, bezogen auf die ganze Studienpopulation, geringgradig bzw. bei wenigen Patienten erfolgreich war. Außerdem ist festzustellen, dass die Häufigkeit der Anwendung bestimmter Antibiotikaklassen, bezüglich erster Wahl im Falle einer MRSA-Besiedlung, nicht den Vorgaben, wie in der aktuellen SOP beschrieben, entsprachen. Die MRSA-Prävalenz ist mit 4 % an der unteren Grenze im bundesweiten Vergleich.

4.2 Vergleich mit derzeitigem Forschungsstand

Bei den vier erfolgreich eradizierten Patienten wurden unterschiedliche Therapiestrategien angewandt, sodass keine klare Linie zu kennzeichnen ist. Dieses unterstützt die bisherige Sachlage, dass die evidenzbasierte Therapie zur MRSA-Eradikation nicht vorhanden ist. Andere Faktoren, wie das Alter, könnten evtl. eine wichtige Rolle bei der Genesung spielen. Diese könnten förderlich für die Eradikation der Patienten sein oder nachteilig wirken. Die Mehrzahl der Mitglieder der Studienpopulation haben eine Nebeninfektion mit Pseudomonas aeruginosa (siehe Ergebnisse). Damit gehört Pseudomonas aeruginosa, wie bisher bekannt und damit bestätigt, neben u.a. Burkholderia cepacia, Haemophilus Influenza und Aspergillus fumigatus zu den häufig auftretenden CF-relevanten Keimen. Die Studie ergab, dass die Mehrzahl der 1. MRSA-Nachweise ambulanten Ursprungs sind (siehe Ergebnisse). Daher würde die Hypothese nahe liegen, dass es sich bei der MRSA-Infektion nicht wie bisher angenommen um eine nosokomiale Infektion handelt, sondern um eine ambulante. Diese Annahme wird aber eindeutig dadurch entkräftet, dass ein ambulanter MRSA-Nachweis keine zuvor stationär erworbene Infektion ausschließen kann. Andersherum kann ein stationärer Nachweis nicht ausschließen, dass die Infektion bereits ambulant erworben wurde. Daher sind die Studienergebnisse differenziert zu betrachten.

4.3 Stärken und Schwächen / Limitationen

Gemäß den Patientenakten und den Therapieplänen wurden Antibiotika verschiedener Klassen verabreicht. Aufgrund des fehlenden Verweises auf die Indikation des Antibiotikums, konnte nicht entnommen werden, ob das Medikament zielgerichtet zur Eradikation von MRSA oder einer anderen Nebeninfektion, z.B. mit Pseudomonas aeruginosa, eingesetzt wurde. Diesbezüglich könnte die Interpretation der Ergebnisse verfälscht werden. Außerdem könnten bei der Datenerhebung Fehler unterlaufen sein, sowie bei Berechnungen und der Erstellung der Datenbank. Daten könnten falsch notiert und falsch übertragen oder auch übersehen worden sein. Die

Interpretationen der FEV1%-Werte sind ebenfalls schwierig bzw. differenziert zu betrachten, da diese mit dem Durchschnitt verglichen wurden, die eigentlichen Sollwerte aber körpergrössen-, geschlechts- und altersabhängig sind. Die Lungenperzentile der Patienten lagen nicht vor. Eine mögliche Fehlerquelle könnte auch die Patientenliste darstellen, da bei der computergestützten Erstellung gesuchte Patienten evtl. ausgelassen wurden. Dies würde die Prävalenz verfälschen. Die Studie vermittelte nicht nur Einsicht in den Therapieplan der Patienten, sondern konnte auch auf wichtige Gemeinsamkeiten in der Krankenvorgeschichte der Patienten verweisen. Die Mehrzahl der Patienten waren bereits vor einer MRSA-Infektion bereits mit S. aureus infiziert. Dies könnte als Prädisposition oder Risikofaktor für eine MRSA-Infektion stärker in Betracht gezogen werden und damit wichtige Leitlinien für neue Forschungen darstellen.

4.4 Schlussfolgerungen

Die Studie zeigt weiterhin, dass eine universal geeignete Therapiestrategie zur MRSA-Eradikation bei CF nicht vorhanden ist und die Empfehlungen der SOP in der Praxis gering angewendet werden. Daher ist der Forschungsbedarf weiterhin nicht ausgeschöpft, sondern stärker denn je, da zumal auch zunehmend Vancomycin-resistente Erreger (VRSA) unter den Enterokokken und Staphylokokken beobachtet werden, was die Bedrohung verstärkt. Die strikte Einhaltung krankenhaushygienischer Maßnahmen, vor allem die Isolierung kolonisierter bzw. infizierter Patienten bleiben weiterhin wichtige Voraussetzungen, um die Infektionsausbreitung einzudämmen und damit Kreuzinfektionen auf den Stationen zu unterbinden. Eine effektive Infektionskontrolle als auch Präventionsstrategien, wie regelmäßige mikrobiologische Screenings von Risikopatienten, und adäquate antimikrobielle Therapien entsprechend des Antibiogramms wären derzeit die geeignetsten Mittel zur Senkung der MRSA-Prävalenz. Mit strikten Hygienemaßnahmen konnte bisher im CF-Zentrum Wien die MRSA-Prävalenz innerhalb von 3 Jahren (2002-2005) von 6 % auf 2 % gesenkt werden, sodass dies ein weiterer Beleg für die Wirksamkeit von Prävention ist (Eichler 2006). Um die Infektionskontrolle weiter zu stärken und zu verbessern, sollten außerdem viele Institutionen im Gesundheitswesen bei der Prävention mitwirken.

5. Literaturverzeichnis

Zeitschriftenartikel:

Dasenbrook EC, Checkley W, Merlo CA, Konstan MW, Lechtzin N, Boyle MP. Association Between Respiratory Tract Methicillin-Resistant Staphylococcus aureus and Survival in Cystic Fibrosis. JAMA 2010;303:2386-2392.

Eichler I. Multiresistente Staphylokokken (MRSA) bei Mukoviszidose. CF- Focus 2006;1:1-4.

Nadesalingam K, Conway SP, Denton M. Risk factors for acquisition of methicillin-resistant Staphylococcus aureus (MRSA) by patients with cystic fibrosis. Journal of cystic Fibrosis 2005;4:49-52.

Zuckerman JB, Zuaro DE, Prato BS et al. Bacterial contamination of cystic fibrosis clinics. Journal of cystic fibrosis 2009;8:186-192.

Buchartikel:

Chamberlain N. Big Picture Book: Medical Microbiology. USA: The McGraw-Hill Companies, 2009: 161-162.

Mims C, Dockrell HM, Goering RV, Roitt I, Wakelin D, Zuckerman M. Mikoorganismen als Parasiten. Medizinische Mikrobiologie und Infektiologie (2. Auflage). München: Urban und Fischer Verlag, 2006:9-11.

Suttorp N, Mielke M, Kiehl W, Stück B. Staphylokokken, einschließlich methicillinresistenter Staphylococcus aureus (MRSA). Infektionskrankheiten. Stuttgart: Georg Thieme Verlag, 2004:648-652.

Internetquellen:

Bakterien als Krankheitserreger bei Cystischer Fibrose. FOCUS PATIENT, 2010. (Accessed at September 3 2010, at

www.cystischefibrose.at/fileadmin/alle/dateien/cf_pdf/fobus_patient_bakterien_und_pilze_bei_cf.p
df)

Detection of MRSA in Cystic Fibrosis Patients Associated With Shorter Survival. ScienceDaily,
2010. (Accessed September 3 2010, at
http://www.sciencedaily.com/releases/2010/06/100615163129.htm.)

Major JAMA study examines cystic fibrosis survival rates and MRSA infections. Case Western
Reserve University, 2010. (Accessed September 3 2010, at
http://www.eurekalert.org/pub_releases/2010-06/cwru-mjs061410.php.)

MRSA and Cystic Fibrosis. Cystic Fibrosis Foundation, 2010. (Accessed September 3 2010, at
http://www.cff.org/LivingWithCF/StayingHealthy/Germs/MRSA/.)

MRSA in Patients With Cystic Fibrosis Linked to Shorter Survival Time. Medscape Medical News,
2010. (Accessed September 3 2010, at http://www.medscape.com/viewarticle/723558.)

Mukoviszidose: MRSA verkürzen das Leben. Deutsches Ärzteblatt, 2010. (Accsessed September 3
2010, at http://www.aerzteblatt.de/nachrichten/41621/.)